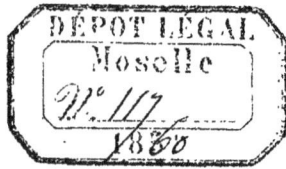

DE LA

CURE RADICALE

DES

PIEDS-BOTS

PAR

H. SCOUTETTEN,

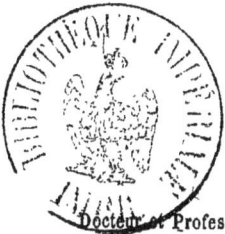

Docteur et Professeur en médecine, Médecin principal de première classe, chef de l'hôpital
militaire de Metz, en retraite; Officier de la Légion d'honneur, Commandeur des ordres
impériaux de Saint-Stanislas de Russie et du sultan Abdul-Medjid, décoré de la médaille
de la Reine d'Angleterre; Président de l'Académie impériale de Metz; Membre
correspondant de l'Académie impériale de médecine de Paris, de l'Académie des sciences
de Toulouse, de l'Académie de Stanislas de Nancy, de la Société impériale des sciences
de l'agriculture et des arts de Lille, des Académies et Sociétés savantes de Berlin,
Copenhague, Londres, Gênes, Wurtzbourg, Constantinople, etc.

METZ.

IMPRIMERIE F. BLANC, RUE DU PALAIS.

—

1860.

OUVRAGES DU MÊME AUTEUR.

MÉMOIRE sur la Cure radicale des Pieds-bots, avec 6 pl.;
  in-8°, Paris, 1838.

Ouvrage traduit en plusieurs langues étrangères : en Italie, par le
docteur Omodei, de Milan ; en Allemagne, par le professeur W. Walther,
de Leipsig; en Amérique, par le docteur J. Campbell Stewart, de Phi-
ladelphie.

LA MÉTHODE OVALAIRE, ou nouvelle Méthode pour amputer
  dans les articulations, avec 11 pl. lith. ; in-4°, Paris, 1827,
  chez J. B. Ballière.

Ouvrage traduit en plusieurs langues étrangères. La deuxième traduction allemande est enrichie d'une préface du célèbre professeur
Græfe, de Berlin.

RELATION HISTORIQUE et médicale de l'épidémie de Choléra
  qui a régné à Berlin en 1831; 3e édition.

Ouvrage auquel l'Institut de France a décerné, en 1833, un prix
d'encouragement de mille francs.

RAPPORT SUR L'HYDROTHÉRAPIE, adressé à M. le Maréchal
  Ministre de la guerre, après un voyage en Allemagne;
  in-8°.

DE L'EAU sous le rapport hygiénique et médical, ou de l'Hydrothérapie ; 1 vol. in-8°, Paris, 1843.

Une traduction de cet ouvrage, en hollandais, a été faite dans l'Inde,
à Batavia, par le docteur F. A. C. Waitz; 1848.

HISTOIRE du CHLOROFORME et de l'ANESTHÉSIE en général;
  Metz, 1853; in-8°.

L'OZONE, ou Recherches chimiques, météorologiques, phy-
  siologiques et médicales, sur l'oxygène électrisé; un vol.
  in-12, avec six tableaux et une planche coloriée.

DE LA CURE RADICALE DES PIEDS-BOTS.

Le pied-bot est une difformité connue depuis les temps les plus reculés ; les médecins grecs et latins la signalent et la décrivent, quelques monuments égyptiens représentent des personnages aux pieds mal conformés, les ouvrages modernes indiquent la fréquence de cette infirmité, et le Ministre du commerce et de l'agriculture constate, dans la *Statistique générale de l'Empire français*, publiée en 1855, qu'on compte actuellement, sur notre territoire, 22547 individus atteints de pied-bot.

La multiplicité de cette infirmité est donc un fait grave ; elle a provoqué les recherches et les travaux des médecins de toutes les époques, mais leurs efforts sont restés stériles parce que la nature de la maladie leur était inconnue et que les moyens curatifs qu'ils indiquaient étaient incomplets.

Ce n'est que dans ces derniers temps qu'on a découvert la véritable cause du mal et inventé les moyens d'obtenir des succès certains et constants : c'est aux médecins français et allemands que revient cet honneur. Comme toujours le progrès a marché à pas lents ; les débuts furent marqués par l'incertitude, l'insuffisance des procédés opératoires et les erreurs inhérentes à l'esprit humain.

Après des essais isolés, dus au hasard ou à la hardiesse de quelques chirurgiens de la fin du dix-huitième siècle, le célèbre Delpech, de Montpellier, remit en honneur, en 1816, une opération tentée avant lui, mais abandonnée. Dix ans après, le docteur Stromeyer, de Hanovre, modifie avec bonheur le manuel opératoire appliqué à la section des tendons, et lui donne le caractère d'une opération régulière. Les résultats heureux qu'il obtient excitent l'attention des médecins français, les guérisons de pieds-bots se multiplient, des travaux importants surgissent, ils élucident la question et lui donnent le cachet d'une conquête profitable à l'humanité.

A Paris, à Strasbourg, les recherches sont continuées, des travaux utiles sont publiés. A Metz, je pratique, le 25 juin 1837, la première opération de pied-bot, et, le 26 août 1838, je présente à l'Académie des sciences de cette ville plusieurs enfants guéris de pieds-bots très prononcés. Au mois de septembre, je fais paraître le premier ouvrage qui ait eu pour but spécial de prouver la possibilité de guérir radicalement les pieds-bots, en opérant la section des tendons rétractés.

Ce travail, accueilli favorablement en France, puis en Allemagne, en Amérique, en Italie, fut immédiatement traduit dans la langue de ces divers pays.

Dès lors la cure des pieds-bots fut entreprise partout avec ardeur ; les résultats immédiats furent encourageants : on ne signalait que des succès. Mais enfin vinrent les revers, les accidents, les rechutes ; et, comme celles-ci n'arrivent que six mois, un an, deux ans, et même plus longtemps encore après l'opération, les médecins éprouvèrent de fâcheuses déceptions et les parents des enfants infirmes une douleur réelle en voyant leurs espérances trompées.

Le découragement survint, et la réaction qui s'opéra dans l'opinion publique fit presque abandonner l'une des plus belles et des plus utiles opérations de la chirurgie moderne : nous lui devons ces 22500 enfants infortunés, objets de douleur pour la famille, d'éloignement pour les étrangers.

Il est temps de ranimer les espérances, de raffermir les courages ; il faut qu'on sache qu'il n'y a plus de pied-bot incurable lorsque l'expérience de l'opérateur est secondée par les soins et la persévérance des parents des opérés.

Qu'on ne croie pas que ce n'est que dans les rangs inférieurs de la Société qu'on rencontre le pied-bot. Cette infirmité se présente partout ;

trois hommes célèbres de notre époque en furent affligés : lord Byron, Walter-Scott, Talleyrand. Tous trois ne supportèrent ce malheur qu'avec irritation, et le poète de *Child-Harold* a souvent répété qu'il eût donné volontiers la moitié de la gloire obtenue par son génie pour avoir des pieds qui égalassent la beauté de ses mains.

Les revers, les insuccès ont provoqué de nouvelles recherches et de nouveaux efforts qui m'ont enfin conduit au but désiré ; nous croyons pouvoir affirmer aujourd'hui que, quelles que soient la forme et la nature du pied-bot, la guérison radicale peut en être obtenue. Mais hâtons-nous de dire que si, dans certains cas que nous déterminerons plus loin, la guérison peut s'opérer en huit ou dix jours, le plus souvent le traitement demande du temps, de la patience, des soins intelligents, l'application prolongée d'appareils bien faits et, presque toujours, plusieurs opérations successives faites à des intervalles plus ou moins éloignés. Ces opérations, heureusement, ne sont ni douloureuses ni dangereuses lorsque le médecin a acquis une habileté suffisante. Sur quatre cent dix opérations de pieds-bots, faites dans l'espace de vingt ans, je n'ai pas un seul accident à déplorer.

Définition du mot pied-bot.

Lorsque le pied se déforme par suite de la rétraction de l'un ou de plusieurs des muscles qui s'y insèrent, il en résulte une disposition vicieuse des os à laquelle les médecins français ont donné le nom de *pied-bot*.

Les médecins de la plus haute antiquité ont connu ce vice de conformation : les Grecs appelaient *blaisos* le pied tourné en dehors, *raibos* le pied en dedans. Les Latins se servaient communément des mots *varus* pour désigner le pied tourné en dedans, *valgus* pour le pied en dehors, puis venaient les termes *pes equinus, talus* pour indiquer les pieds-bots phalangiens et calcaniens.

Formes et variétés du pied-bot.

Je ne saurais trop insister sur cette remarque importante qui a échappé à tous les auteurs, c'est que le pied-bot peut se développer à toutes les époques de la vie sous l'influence de causes diverses. L'observation pratique m'a conduit à distinguer les pieds-bots : 1o en pied-bot congénital ; 2o secondaire ; 3o accidentel. Le premier, c'est celui que l'enfant présente en naissant, le second survient dans la première enfance, souvent à la suite de convulsions, le troisième se produit dans un âge plus ou moins avancé, par suite de blessure, de maladie et spécialement de scorbut, accident que j'ai fréquemment constaté chez les soldats de l'armée d'Orient.

Les pieds-bots présentent quatre formes principales ; je les nomme : 1o pied-bot en dedans ou interne ; 2o pied-bot en dehors ou externe ; 3o pied-bot phalangien ; 4o pied-bot calcanien.

Chacune des formes principales du pied-bot peut présenter des variétés nombreuses tenant à la rétraction simultanée de plusieurs des muscles de la jambe ou du pied ; ces variétés sont faciles à saisir par l'homme instruit et expérimenté ; il suffit de connaître l'anatomie des parties pour expliquer les déformations intermédiaires produites par la tension permanente des muscles ; aussi jugeons-nous inutile de créer des mots qui ne s'appliqueraient qu'à des cas isolés et qui compliqueraient inutilement le vocabulaire de la science.

Les noms que j'ai adoptés sont simples et intelligibles ; ils indiquent le fait apparent sans commentaires inutiles ; ils remplacent avec avantage les mots *varus* et *valgus* qui n'ont aucun sens déterminé ; ils me semblent bien préférables à ceux du vocabulaire grec de M. Duval qui emploie le mot *stréphendopodie* pour désigner le pied-bot interne, *stréphexopodie* le pied-bot externe, etc., expressions bizarres que la mémoire la plus heureuse ne parvient pas à retenir. La clarté est le cachet de la vérité : *Ce que l'on comprend bien s'énonce clairement.*

Étiologie ou recherches des causes déterminant le pied-bot.

Des opinions diverses ont été émises sur la cause originelle des pieds-bots ; les auteurs, confondant dans le même ordre de faits les pieds-bots *congénital, secondaire* et *accidentel*, ont voulu tout expliquer par une seule et même cause. Les uns ont cru à la puissance d'une pression mécanique, d'autres ont adopté la pensée d'une position vicieuse du fœtus dans le sein de la mère, ou bien d'une prédominance d'action de certains muscles sur d'autres plus faibles, etc. Citons quelques faits pour mieux préciser les opinions des auteurs.

Ambroise Paré n'hésite pas à rapporter la cause du pied-bot à la pression exercée par la mère lorsqu'elle a l'habitude de se tenir longtemps assise les jambes croisées ; il pense encore que la nourrice, en portant l'enfant sur les bras, peut lui tourner les pieds par une pression prolongée contre son corps.

MM. Cruveilhier et Martin, revenant sur une opinion plusieurs fois conçue et abandonnée, ont soutenu, il y a peu d'années, que la cause du pied-bot congénital tient, selon M. Cruveilhier, à la pression du fœtus même sur l'un de ses pieds, et selon M. Martin, à une trop faible quantité des eaux de l'amnios dans l'utérus, ce qui permet à cet organe d'exercer une pression directe et continue sur les pieds de l'enfant.

Attribuer, comme l'a fait Scarpa, l'origine du pied-bot congénital à la déformation primitive des os, c'est évidemment prendre l'effet pour la cause ; l'expérience de tous les jours le démontre ; il suffit, en effet, d'opérer la section des muscles rétractés pour que les surfaces articulaires reprennent avec facilité leurs rapports normaux.

Abandonnons les hypothèses et les opinions individuelles pour remonter à la cause première des phénomènes. Jœrg est le premier auteur qui paraît avoir attribué le pied-bot congénital à l'excès d'action, d'un ou de plusieurs muscles, déterminé par une lésion du système nerveux. Delpech, qui vient ensuite, admet que la brièveté de certains muscles est primitive ; il la rapporte à un arrêt de développement par diminution de l'innervation et de la nutrition de la moitié latérale ou inférieure du corps déterminée par une maladie d'une portion de la moelle épinière. L'inégalité de l'influence nerveuse lui rend compte du défaut d'harmonie entre les muscles antagonistes, et il suppose que dans l'utérus, le fœtus peut éprouver des affections nerveuses et convulsives.

C'est, en effet, à l'état morbide des centres nerveux qu'il faut rapporter la cause première du pied-bot congénital et du pied-bot secondaire. Les faits abondent pour appuyer cette doctrine. M. J. Guérin a le mérite incontestable de les avoir réunis, groupés, et d'avoir formé une série parfaite commençant aux monstruosités les plus exagérées pour finir aux difformités les plus simples ; il est ressorti de ce travail l'évidence matérielle des rapports existants entre la lésion des centres nerveux et la contracture des muscles, cause finale des déviations osseuses constituant les diverses formes du pied-bot.

La coïncidence de ces deux faits, si nettement accentuée, ne permettait pas de méconnaître le rapport existant entre la rétraction musculaire convulsive et une affection du système cérébro-spinal. Il ne fallait plus, pour arriver à une démonstration complète, que trouver des cas intermédiaires représentant les degrés décroissants d'une même cause, depuis son influence exagérée jusqu'à son influence la plus faible. Toutes ces recherches ont été faites, et l'exactitude de la théorie paraît définitivement acquise.

L'étiologie du pied-bot secondaire confirme pleinement les idées précédemment émises. Fréquemment on voit naître, presque sous les yeux, des rétractions musculaires déterminant les diverses formes du pied-bot chez des enfants atteints de convulsions, accidents qui peuvent survenir à toutes les époques de la vie, mais qui se produisent généralement pendant le travail de la première dentition.

Le pied-bot *secondaire*, de même que le pied-bot congénital, présente des variétés nombreuses quant aux formes et aux degrés ; rarement, cependant, il atteint la difformité exagérée et rebelle du pied-bot congénital ; il n'est même pas rare de rencontrer des *pieds-bots secondaires* chez lesquels la rétraction musculaire est si facile à vaincre, qu'il suffit d'un effort modéré de redressement avec la main pour ramener instantanément le pied à la forme normale ; il peut même rester quelques moments dans cet état, mais tout à coup la rétraction des muscles, s'accusant par la saillie des tendons, reproduit la déviation du pied.

Il faut encore constater qu'il n'est pas rare chez les enfants atteints de pieds-bots secondaires, de rencontrer la paralysie plus ou moins complète de l'une ou des deux jambes, preuve évidente de la relation de la maladie du système nerveux avec la contracture musculaire ; cette paralysie, compliquée de pied-bot, survient le plus souvent à la suite des convulsions de la première enfance.

Bien que les pieds-bots secondaires soient des difformités appartenant presque exclusivement à l'enfance, ils peuvent se produire à toutes les époques de la vie, même dans un âge avancé. J'en ai vu un exemple très-remarquable à l'hôpital civil de Grenoble, en 1846, chez un vieillard de soixante-dix ans, adonné aux liqueurs alcooliques, qui, à la suite d'une méningite cérébro-spinale, fut atteint de deux pieds-bots internes très-prononcés.

Les pieds-bots *secondaires* ne sont pas toujours précédés de convulsions apparentes ou d'inflammation aiguë des centres nerveux ; quelquefois ils surviennent à la suite d'un travail lent, souvent inaperçu au début, qui détermine d'abord l'amaigrissement du membre, puis la contracture permanente d'un ou de plusieurs muscles, finalement la déviation du pied avec tous les caractères du *pied-bot secondaire*.

Le *pied-bot accidentel* ne reconnaît plus les mêmes causes que celles que nous avons considérées comme produisant les deux premières catégories de pieds-bots. Ici le mal est local, les centres nerveux sont parfaitement sains ; les accidents primitifs sont apparents et les effets secondaires sont incontestables.

Les événements survenus pendant la guerre de Crimée nous ont permis de constater fréquemment la formation du pied-bot *accidentel* à la suite de blessures ou d'atteinte de scorbut ; dans ce cas la cause circonscrit son action sur les filets des nerfs, poplité interne ou poplité externe. La déformation des pieds, bien qu'elle puisse être considérable, n'atteint jamais le degré que peut présenter le pied-bot congénital, ce qui s'explique par la rigidité des ligaments et de toutes les parties qui sont déjà parvenues à leur entier développement.

Le rhumatisme chronique peut encore déterminer le développement du pied-bot. J'en ai vu un exemple très-remarquable chez un jeune homme de trente ans dont les pieds, sous l'influence persistante du rhumatisme, prirent la forme des pieds-bots calcaniens ; les orteils étaient tous fortement relevés et repliés sur eux-mêmes avec déviation latérale externe ; le talon et la plante du pied posaient seuls sur le sol ; la marche était très-difficile et douloureuse. Il a fallu trente-cinq sections des tendons pour obtenir l'allongement des orteils, ce qui indique que chaque tendon a dû être coupé plusieurs fois.

Nous pourrions, si l'espace nous le permettait, ajouter d'autres exemples qui, tous, concourraient à démontrer qu'une blessure faite sur l'un des points du pied, de la jambe et même de la cuisse, ainsi qu'une maladie attaquant profondément les tissus du membre, peuvent agir sur les filets nerveux, de là sur les muscles, et provoquer enfin une déformation qui doit être rangée dans la catégorie des pieds-bots, puisqu'il y a état morbide du système nerveux, contracture permanente des muscles et déviation consécutive des surfaces articulaires des os du pied.

Cette doctrine, ainsi qu'on peut le pressentir, nous fait rejeter de la classe des pieds-bots les déformations accidentelles du pied, déterminées par des luxations mal réduites, par des fractures ou par des maladies provoquées par la syphilis ou la scrofule.

La division que nous venons d'établir entre les pieds-bots *congénital*, *secondaire* et *accidentel*, n'est point une distinction théorique, c'est au contraire la base d'utiles applications pratiques. Ainsi le pied-bot congénital présente toujours des difficultés sérieuses et une tendance aux rechutes qu'il faut combattre pendant de longues années; le traitement ne doit pas être entrepris chez les enfants au delà de dix ans, la déformation des os et la disposition anormale des articulations expliquent la nécessité de se soumettre à cette règle. Le pied-bot secondaire permet de combattre le mal jusqu'à un âge beaucoup plus avancé, surtout lorsque la difformité présente les caractères du pied-bot phalangien. Il n'est pas rare, dans cette circonstance, d'obtenir encore des succès jusqu'à l'âge de vingt-cinq et même trente ans. Le pied-bot accidentel ne connaît pas de véritables limites d'âge.

Ces remarques constituent donc un fait pratique de la plus haute importance, elles éclairent le traitement des pieds-bots d'un jour tout à fait nouveau.

Description des formes des pieds-bots.

§ 1ᵉʳ. — PIED-BOT EN DEDANS OU INTERNE.

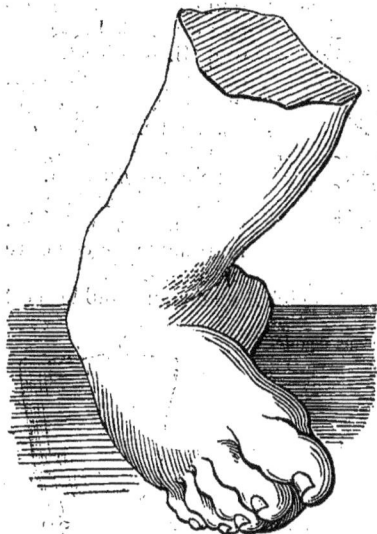

Cette forme présente plusieurs variétés; les principales sont : 1° le pied-bot en dedans simple; 2° le pied-bot en dedans double.

1° *Pied-bot en dedans simple.* — Il est caractérisé par la déviation en dedans de la plante du pied; déviation qui peut être poussée assez loin pour que les orteils fassent angle droit avec l'axe de la jambe. Si on pose l'enfant debout, le pied porte sur le petit orteil et sur une partie du bord externe du pied, tandis que le gros orteil est dirigé en haut et en dedans. La plante du pied ne touche pas le sol; elle est tournée en dedans et en arrière; la malléole externe est fort saillante; l'interne est effacée, elle semble ne pas exister. Le talon est relevé, aminci, arrondi à sa partie inférieure et non aplati, comme chez les personnes dont le talon appuie sur le sol; il est plus petit que dans l'état normal; entre lui et la partie inférieure et postérieure de la jambe existent des plis plus ou moins prononcés, selon l'âge ou le degré de la difformité.

Lorsque le pied-bot en dedans est congénital, la jambe est ou paraît un peu arquée, disposition principalement due à la déviation du pied. S'il n'y a pas paralysie du membre, celui-ci présente, pendant les premiers mois après la naissance, son volume habituel; mais en avançant en âge la jambe difforme maigrit, la cuisse elle-même ne prend pas de développement, et l'on trouve, en comparant les deux membres, une différence marquée en faveur du membre sain.

Vers un an et demi ou deux ans, quelquefois plus tôt, le pied se courbe de plus en plus, le gros orteil se rapproche du talon, et il n'est pas rare de voir le pied se déformer assez fortement pour que la pointe soit dirigée directement en arrière.

Cette difformité entrave nécessairement la marche; cependant, après des efforts douloureux, les enfants parviennent à se soutenir sur le membre malade; le poids du corps augmente alors le déplacement des os du tarse et du métatarse; des callosités épaisses surviennent à la peau correspondante au point d'appui, et, surtout pendant l'hiver, il se forme des ulcérations d'une guérison très-difficile, qui apportent un empêchement absolu à la marche.

Le pied-bot en dedans peut être *congénital, secondaire* ou *accidentel*.

Variété du pied-bot interne.

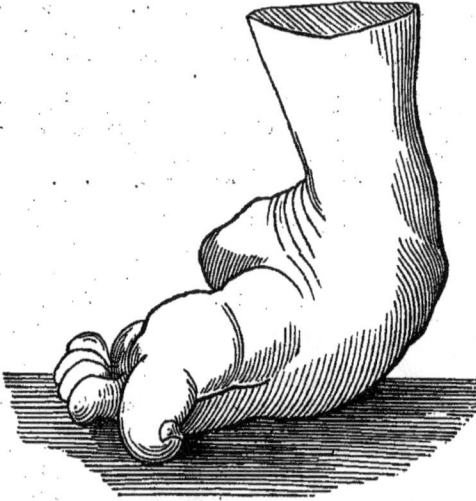

Les variétés du pied-bot en dedans sont nombreuses, elles tiennent à la simultanéité d'action d'un plus ou moins grand nombre de muscles contractés appartenant à la jambe ou au pied. Si les muscles fléchisseurs agissent seuls, ou au moins l'emportent exceptionnellement par leur énergie de contraction sur les petits muscles du pied, les orteils sont tirés directement en bas et en arrière; ils se rapprochent du talon et l'enfant finit par marcher en appuyant sur le dos du pied. La planche ci-contre présente un exemple remarquable de ce genre de difformité.

2º *Pied-bot en dedans double.* — Le pied-bot en dedans double n'est

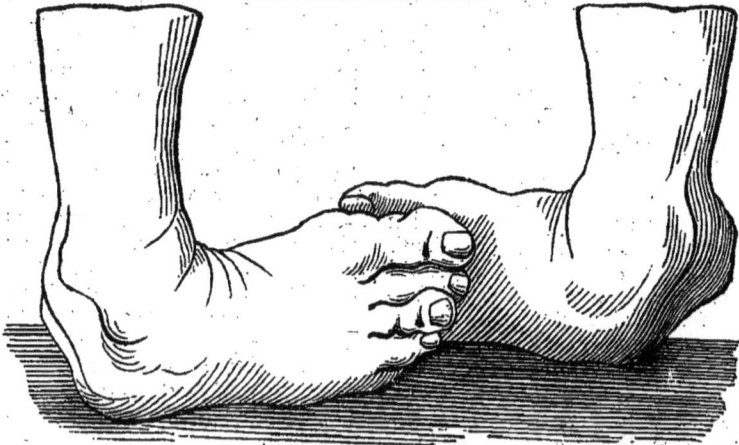

Pied-bot en dedans double.

pas rare, il constitue une des difformités les plus pénibles; chacun des pieds présente les caractères décrits pour le pied-bot simple; toutefois il arrive presque constamment que l'un des pieds est plus déformé que l'autre. Lorsque le pied-bot est double, les orteils se croisent, et quand les enfants sont parvenus à marcher, ils ne peuvent avancer qu'en faisant passer alternativement un pied au-dessus de l'autre. Cette nécessité ne cesse que lorsque la déviation des os devient assez forte pour porter les orteils plus ou moins directement en arrière.

Les caractères que nous venons d'assigner au pied-bot en dedans double n'apparaissent dans toute leur plénitude que lorsque le vice de conformation est congénital; mais s'il survient après la naissance, à la suite de convulsions ou d'inflammation chronique des muscles de la jambe, la difformité, surtout dans ce dernier cas, n'est plus aussi développée. Chez les enfants atteints de *pied-bot secondaire*, à la suite de convulsions, il y a très-fréquemment un degré de paralysie plus ou moins prononcé, la jambe est amaigrie, le mollet effacé; les orteils effilés paraissent plus longs que d'habitude et conservent souvent leur rectitude normale; le talon est moins effacé et moins contourné en dedans que chez le pied-bot congénital.

Lorsque le pied-bot succède à l'inflammation chronique des muscles, notamment au scorbut, ainsi que nous avons eu souvent occasion de l'observer à la suite de l'épidémie de Crimée, ou bien à une blessure du membre inférieur, le talon est plus ou moins relevé, mais peu contourné en dedans; la partie interne du pied se courbe sans atteindre jamais les degrés extrêmes du pied-bot congénital; l'amaigrissement est d'abord peu considérable, mais il augmente avec le temps et amène une grande faiblesse dans le membre.

§ 2. — PIED-BOT EN DEHORS OU EXTERNE.

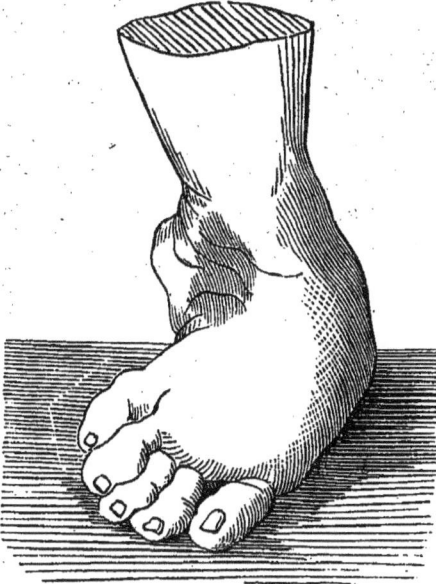

Le pied-bot en dehors est plus rare que le pied-bot en dedans; comme ce dernier il peut être *congénital, secondaire* ou *accidentel*. Le pied-bot externe peut être *simple* ou *double*. Je n'ai eu qu'une seule fois occasion d'observer le pied-bot *externe congénital double*. Il n'est pas rare de rencontrer des enfants qui ont des pieds-bots secondaires de formes différentes, l'un interne et l'autre externe. Le pied-bot externe congénital présente de nombreuses variétés; elles tiennent toutes à la rétraction plus ou moins énergique des muscles péroniers latéraux et antérieur, de l'adducteur et du court fléchisseur du petit orteil; il peut même y avoir complication de contracture des muscles jumeaux et soléaires, alors le talon est relevé comme dans le pied-bot en dedans, faits qui prouvent l'erreur des auteurs qui avaient avancé que l'abaissement du talon était un caractère spécial du pied-bot en dehors. La planche que nous présentons est un exemple remarquable de pied-bot congénital externe.

Lorsque le pied-bot externe est secondaire, les muscles péroniers latéraux et antérieur agissent presque toujours seuls, alors ils relèvent le bord externe du pied, la malléole interne devient saillante et se rapproche du sol, le bord interne du pied s'allonge et se contourne même en dehors, la voussure sous-tarsienne disparaît, les caractères du pied-plat se manifestent en s'exagérant; les pieds-plats eux-mêmes, mieux étudiés qu'on ne l'a fait jusqu'à ce jour, peuvent être considérés comme constituant le premier degré du pied-bot externe.

§ 3. — PIED-BOT PHALANGIEN.

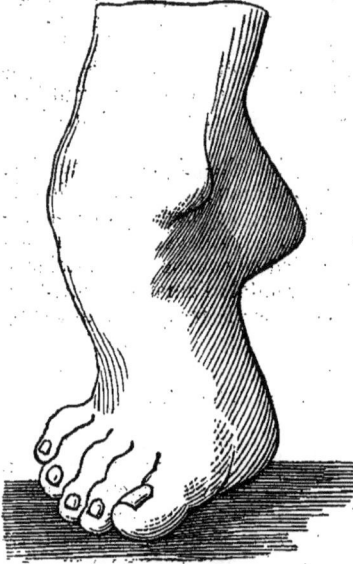

Cette forme de pied-bot est assez commune; rarement elle est congénitale; presque toujours elle survient à la suite de convulsions chez les enfants ou d'inflammation chronique produite par des accidents ou par le scorbut. Quelle qu'en soit la cause, le tendon d'Achille, entraîné par les muscles jumeaux, relève le calcaneum, puis le pied presque entier; le poids du corps n'est plus supporté que par les orteils qui, avec l'âge, prennent beaucoup de développement, s'élargissent et acquièrent un diamètre transversal qui dépasse sensiblement celui des cinq métatarsiens réunis; la plante du pied se creuse fortement, le talon ne posant plus à terre s'arrondit à sa partie inférieure, l'astragale et le scaphoïde, portés en avant, forment une saillie très-prononcée. Assez souvent le poids du corps fait fléchir le pied en dedans, et le pied-bot phalangien devient pied-bot interne, transformation qui est inévitable lorsque les muscles, long et court fléchisseurs du gros orteil, viennent à se rétracter. D'autres fois les fléchisseurs se contractent, les orteils sont tirés directement en bas et en arrière, et l'enfant finit par marcher sur le dos du pied. Le pied-bot phalangien est l'un des plus faciles à guérir.

§ 4. — PIED-BOT CALCANIEN.

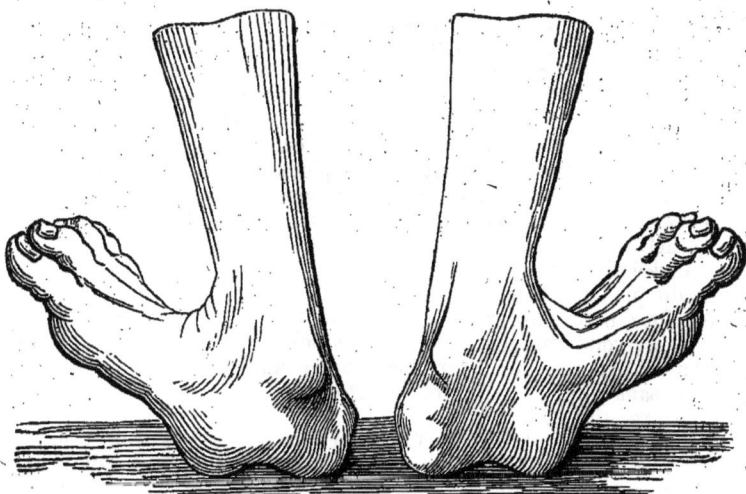

Le *pied-bot calcanien* est rare, je ne l'ai rencontré que deux fois : chez l'un des enfants la difformité n'existait qu'à un pied ; chez l'autre elle était double. C'est le cas représenté par la planche ci-dessus ; c'était chez un garçon de quatre ans, habitant un village près de Jarny, département de la Moselle ; il avait un frère également affligé de pied-bot double, mais interne, dont l'un était beaucoup plus déformé que l'autre.

Le pied-bot calcanien est caractérisé par la rétraction énergique des muscles jambier antérieur, extenseurs des orteils et même du péronier antérieur. Les tendons font, sous la peau, une saillie très-prononcée ; le bord externe du pied se relève plus que l'interne, d'où résulte une surface oblique d'avant en arrière et de dehors en dedans. Le talon touche le sol, tandis que les orteils en sont éloignés ; les surfaces articulaires éprouvent peu de changements dans leurs rapports, cependant les trois cunéiformes, ainsi que le cinquième métatarsien, glissent, en se relevant, sur le scaphoïde et le cuboïde, et ce dernier os ainsi que le calcaneum forment une tubérosité arrondie qui se couvre de callosités épaisses lorsque les enfants ont marché pendant quelques années.

Variétés et complications des pieds-bots.

Les variétés de pieds-bots sont très-nombreuses ; on en conçoit la raison, puisque ces difformités tiennent à la puissance de rétraction de chacun des muscles et au nombre de ces mêmes muscles rétractés. On peut donc poser en principe qu'il peut y avoir autant de variétés qu'il y a de muscles à la jambe et au pied susceptibles de se rétracter.

On peut s'étonner, avec juste raison, qu'un fait si simple, si rigoureusement vrai, n'ait pas fait comprendre aux auteurs l'inutilité et même l'impossibilité de divisions secondaires ; sans doute il y a des formes générales faciles à saisir, comme nous l'avons démontré, mais les variétés sont infinies, parce qu'elles tiennent à la combinaison d'action de deux ou de plusieurs muscles dont la puissance s'exerce à des degrés différents. Les variétés peuvent se modifier, se transformer l'une dans l'autre, ce qui est le produit de l'âge, du traitement et de l'aggravation de la maladie ; ainsi le pied-bot phalangien peut devenir pied-bot interne. Toutes ces modifications, auxquelles on a attaché tant d'importance, sont sans valeur pour le médecin opérateur intelligent; nous ne nous y arrêterons donc pas.

Les complications des pieds-bots peuvent tenir à la déformation des jambes, des genoux, à l'existence d'ankyloses ou de demi-ankyloses des articulations. Le premier genre de complication est très-fréquent chez les jeunes enfants, le second chez les personnes avancées en âge, ce qui explique les difficultés de la guérison des pieds-bots chez les adultes. La paralysie, complète ou incomplète, est une complication fréquente, principalement chez les enfants atteints de pieds-bots secondaires.

L'amaigrissement des membres malades est constant, il est quelquefois poussé assez loin pour faire disparaître totalement la saillie des muscles du mollet.

Si nous écrivions un ouvrage étendu, nous décririons avec soin l'anatomie du pied-bot ainsi que l'historique du traitement de cette difformité. Nous nous bornerons à dire que les parties molles et les os éprouvent, sous l'influence de l'état pathologique du pied, des modifications importantes qui déterminent des changements dans le rapport des os, sans aller jamais, comme l'avaient cru les anciens auteurs, jusqu'à produire la luxation.

Quant aux ligaments, aux nerfs, aux artères, aux veines et aux muscles, ils éprouvent aussi des modifications que le médecin opérateur doit parfaitement connaître.

Traitement des pieds-bots.

La difformité, souvent affreuse, produite par le pied-bot, la gêne de la marche, les inconvénients qui l'accompagnent, inspirent promptement aux parents, et plus tard au malade lui-même, le désir de remédier à cette infirmité. Mais, jusqu'à ce jour, combien d'espérances trompées, combien de courage, de patience et de dépenses pour des résultats douteux ou incomplets; ce n'est point que les médecins n'aient connu le but et les indications à remplir pour l'atteindre, mais les moyens dont ils faisaient usage étaient insuffisants. Les uns pratiquaient la section des tendons et croyaient que toutes les difficultés étaient surmontées, les autres ne voulaient recourir qu'aux moyens mécaniques, prétendant obtenir le résultat désiré avec des soins et de la patience. D'autres se bornaient, après l'opération, à des moyens contentifs insuffisants, mauvais ou dangereux; ils se servaient de bandages faits avec la dextrine, le plâtre ou des attelles en bois. Ces procédés, insuffisants ou vicieux, ne peuvent point amener de guérison certaine et durable, si ce n'est peut-être dans quelques cas exceptionnels de pieds-bots secondaires.

Aujourd'hui nous n'hésitons point à déclarer que lorsque l'âge et des complications exceptionnelles ne s'y opposent pas, le mal est constamment curable. Mais il ne l'est, et ne le sera jamais, qu'entre les mains d'un médecin expérimenté, sachant combattre les difficultés, les complications, et prévoir les causes de rechutes.

A quel âge doit-on pratiquer l'opération?

Des raisons anatomiques doivent déterminer le médecin prudent à ne pas opérer avant que l'enfant ait atteint le sixième mois. Avant cette époque les nerfs, les vaisseaux et les tendons sont si rapprochés, si étroitement unis, et l'ensemble des parties présente si peu de volume qu'on doit sérieusement craindre, en voulant diviser le tendon d'Achille, de léser les vaisseaux artériels et veineux. Vers l'âge de six mois les organes sont mieux formés, le tendon d'Achille tend à s'isoler, on peut plus facilement l'atteindre sans courir de dangers. D'ailleurs il est convenable de préparer le pied de l'enfant à l'opération, en lui faisant imprimer chaque jour, par la mère, des mouvements qui le rapproche de la direction normale; en agissant ainsi on arrête le développement de la difformité et on rend le succès plus prompt et plus sûr. Si on ne doit pas opérer avant six mois, on doit le faire rarement après dix ans pour les enfants atteints de *pied-bot interne congénital,* au delà de ce terme le succès est douteux et souvent impossible.

Les causes qui peuvent s'opposer à la guérison sont : les inflammations accidentelles, les opérations mal faites, la non réunion des tendons, l'indocilité de l'enfant, et surtout la négligence ou le défaut de persévérance des parents.

Traitement. — Le traitement présente deux phases bien distinctes : 1º les opérations; 2º les soins consécutifs.

Procédé opératoire. — Des considérations anatomiques, que nous ne pouvons point exposer ici, imposent des règles dont on ne doit jamais s'écarter lorsqu'on veut pratiquer la section des tendons. Il y a quelques années la plupart des chirurgiens croyaient qu'il suffisait de la section du tendon d'Achille pour faire disparaître la principale cause du pied-bot : c'était une erreur grave. La guérison du pied-bot exige souvent la section de plusieurs tendons des muscles de la jambe ou du pied, il n'y a même pas possibilité de déterminer théoriquement et à l'avance le nombre de tendons qu'il faudra diviser : tout est soumis aux circonstances individuelles qu'on rencontre. Nous allons nous borner à préciser les règles qu'on doit suivre pour la section du tendon d'Achille.

1º Le tendon d'Achille sera divisé chez les adultes à 25 millimètres au-dessus du calcaneum; chez les enfants le lieu doit varier selon l'âge, mais il faut toujours s'éloigner du talon de 10 millimètres au moins. Cette prescription a pour but d'éviter l'ouverture de la bourse muqueuse existant à la partie postérieure et supérieure du calcaneum.

2º Le tendon doit toujours être attaqué par le côté interne; en agissant ainsi l'on interpose son instrument entre le tendon, les vaisseaux et les nerfs.

L'ouverture doit être petite et ne jamais traverser la peau de part en part.

Ces conditions sont nécessaires pour éviter la suppuration et l'exfoliation du tendon.

Quel instrument doit-on employer pour opérer la section des tendons?

L'instrument ou plutôt les instruments ont varié selon les opérateurs; je me sers d'un petit scalpel que j'appelle *ténotome,* à lame solide mais très-étroite, fixée à demeure sur un manche plat et de manière que le tranchant de l'instrument réponde à la largeur du manche; disposition prise pour donner aux doigts un point d'appui large et assuré.

Bien que l'opération ne soit ni longue ni douloureuse, il est avantageux, pour la sécurité, d'endormir les enfants à l'aide du chloroforme. Lorsqu'ils sont arrivés à la période d'insensibilité, je les fais coucher sur le ventre et soutenir sur les genoux d'une personne intelligente, un aide maintient solidement le bas de la jambe, pendant qu'un second aide saisit le pied et le fait fléchir dans le but de tendre et de faire saillir le tendon d'Achille.

Dans le *premier temps* de l'opération je tire la peau avec le pouce de la main gauche, j'enfonce mon instrument dans les tissus en le glissant le plus près possible du tendon que je contourne d'arrière en avant et de dedans en dehors. Pendant le *second temps,* le manche du ténotome est abaissé, le tranchant de la lame est fortement appliqué contre les tissus qu'il faut diviser, ce que l'on obtient par de très-petits mouvements de va et vient; une sorte de cri indique la division des fibres tendineuses, et tout à coup un craquement sourd et brusque annonce la section totale du tendon; aussitôt celui-ci se rétracte avec force, entraînant avec lui la gaîne celluleuse qui lui adhère et qui, tirée de bas en haut, se ferme comme une boutonnière dès que l'instrument est retiré.

Quand le sang est arrêté, et il n'en sort habituellement que quelques gouttes, un petit plumasseau enduit de cérat est mis sur la plaie, une compresse longuette et une bande complètent ensuite l'appareil. Je laisse les choses en cet état trois ou quatre jours, puis je lève le premier appareil et je trouve la plaie cicatrisée : la peau qui l'environne est souvent un peu bleue, ce qui tient à l'extravasion d'une petite quantité de sang.

Traitement consécutif. — Il ne suffit point d'avoir détruit l'obstacle principal au redressement du pied, il faut rétablir les parties dans leur état normal; pour y parvenir, il est indispensable de satisfaire aux deux conditions suivantes : 1º vaincre la résistance des muscles dont les tendons n'ont pas été divisés; 2º rétablir les surfaces articulaires dans leur rapport régulier et les y maintenir pour toujours. Ces conditions ne peuvent être accomplies qu'à l'aide du temps et d'un appareil convenablement approprié au but qu'on veut atteindre. Il ne faut pas croire, en effet, ainsi que l'ont avancé plusieurs auteurs, qu'il suffise, après la section du tendon d'Achille, d'appliquer un bandage ordinaire amidonné ou bien combiné avec le plâtre, ou même d'employer de simples bandelettes de diachylon gommé; ce sont des erreurs ou des illusions dont les enfants sont toujours victimes.

Il faut, au contraire, bien savoir que *la section du tendon d'Achille n'est rien*, mais ce qui est tout, c'est le traitement consécutif; c'est là que se révèlent l'expérience et l'habileté de l'opérateur. Voici, pour réussir, l'indication des soins à donner et des préceptes à suivre :

1º Il faut, chaque jour, manier doucement le pied en cherchant à le ramener à la direction normale.

2º Une compresse longuette, large de deux travers de doigt, sert à envelopper le pied; l'extrémité supérieure doit être appliquée d'abord sur la malléole externe, puis on porte cette compresse à la partie interne; le pied étant ainsi enveloppé et ramené en dehors on applique la bande.

3º On doit réappliquer ce bandage tous les jours, en prenant grand soin d'éviter les plis; sans cette précaution le pied s'échauffe, la peau s'enflamme, s'ulcère même, les enfants souffrent, surtout pendant la nuit.

4º Lorsque plusieurs tendons doivent être inévitablement divisés, il vaut mieux faire successivement les opérations à plusieurs jours d'intervalle que de les pratiquer toutes le même jour.

5º L'appareil de redressement doit être appliqué le deuxième jour seulement, afin de ne point déterminer des tiraillements qui, en s'ajoutant à l'irritation produite par la section du tendon, pourraient amener des accidents inflammatoires. Cet appareil est très-simple : il se compose d'une semelle en tôle recouverte d'une peau douce; sur le bord de cette semelle se trouve une tige d'acier faisant ressort et portant deux ou trois boutons destinés à donner attache aux courroies qui doivent fixer le pied. Cette semelle présente postérieurement un talon solide, mais rembourré et percé d'un trou pour permettre de s'assurer de la position du talon; une tige en acier, avec charnière articulée à la hauteur de la cheville, s'adapte à la semelle en faisant angle droit avec elle. Cette tige est destinée à ramener le pied et à le maintenir fixé dans la position voulue pour le redressement. Cet appareil doit être gardé le jour et la nuit; il ne fait point souffrir lorsqu'il est bien appliqué et qu'on n'exerce pas une compression trop forte sur le pied.

6º Lorsque la consolidation du tendon divisé est achevée, que le membre est redressé, on fait confectionner des bottines avec des contreforts solides portant une tige en fer qui longe la jambe et s'adapte à la chaussure au-devant du talon.

7º Ces bottines doivent être portées durant plusieurs années, si on ne veut pas s'exposer à des déformations vicieuses de la jambe ou du pied.

Rechutes.

Les rechutes sont très-fréquentes; les auteurs qui ont écrit sur les pieds-bots n'en parlent pas; omission fâcheuse qui a entraîné des promesses hasardées et des déceptions pénibles. Quelques-uns d'entre eux signalent, il est vrai, la nécessité de pratiquer la section successive de plusieurs des tendons de la jambe ou du pied, mais ces opérations, pratiquées à des intervalles très-rapprochés, avaient pour but de vaincre la résistance apportée au redressement du membre par des muscles simultanément rétractés.

Ce n'est point ainsi que nous entendons le mot *rechute;* pour nous il signifie la réapparition de la difformité après un temps plus ou moins long, sous l'influence de causes que nous allons indiquer.

Toutes les formes de pieds-bots ne sont pas également exposées aux rechutes : le pied-bot phalangien l'est très-peu, il en est de même du pied-bot calcanien et du pied-bot externe, mais il en est tout autrement du pied-bot interne. Cette dernière forme, qui est très-commune, est exposée aux rechutes dans la proportion de quatre-vingt-dix sur cent; aussi, chaque fois que j'opère un pied-bot de ce genre, je préviens les parents de l'enfant que, selon de nombreuses probabilités, plusieurs opérations successives seront nécessaires. Il s'est présenté des cas, très-rares il est vrai, où il m'a fallu, pendant six ans, surveiller les pieds des enfants et faire la section de plusieurs tendons dont l'allongement n'était pas en rapport avec l'accroissement du pied.

Comment expliquer les rechutes?

On peut les rapporter à deux causes : il est, en effet, possible d'admettre que l'influence nerveuse qui a déterminé l'arrêt de développement des muscles, leur rétraction lente et progressive, continue à agir et ramène les accidents déjà combattus avec un succès apparent par la section des tendons. Plusieurs exemples m'ont prouvé que les choses peuvent se passer ainsi.

Mais les rechutes peuvent tenir à une cause d'une autre nature. En effet, admettons qu'un jeune enfant soit opéré à l'âge d'un an, on pratique chez lui la section du tendon d'Achille; en peu de temps le pied s'allonge et reprend une forme normale : mais les tendons plantaires, dont la longueur était suffisante lorsque le pied était courbé et relevé, deviennent bientôt trop courts, surtout lorsque les os grandissent et s'allongent; les tendons qui appartiennent aux longs fléchisseurs des orteils, au court fléchisseur du gros orteil et à l'adducteur, forment une corde tendue qui, s'opposant à l'allongement des orteils et des métatarsiens, les force à se contourner en dedans et reproduisent ainsi la difformité du pied-bot. Les choses peuvent aller si loin que des pieds qui paraissaient parfaitement opérés et guéris, se déforment plus fortement qu'ils ne l'étaient primitivement. C'est ce fait, trop ignoré, qui a fait négliger, et presque totalement abandonner, la cure des pieds-bots. Les médecins opérateurs ont été découragés et les malades n'ont plus cru aux espérances qu'on leur donnait.

Il ne doit plus en être ainsi désormais, l'expérience et des recherches longuement suivies nous ont démontré qu'en suivant les règles que nous avons tracées on arrive constamment à obtenir la cure radicale des pieds-bots.

Statistique.

Depuis le 25 juin 1837 jusqu'au 31 décembre 1859 j'ai opéré 410 pieds-bots de divers genres. Ce nombre comprend :

212 pieds-bots congénitaux,
190 pieds-bots secondaires,
8 pieds-bots accidentels.

Les pieds-bots congénitaux sont beaucoup plus fréquents chez les garçons que chez les filles ; sur le nombre de 212 il y avait 160 garçons et seulement 52 filles. A quelle cause faut-il attribuer cette remarquable différence ? Nous l'ignorons ; nos recherches, jusqu'à ce jour, n'ont pu nous fournir aucun indice pouvant établir un rapport de constitution de l'enfant ou de la mère avec le vice de conformation.

Les pieds-bots secondaires nous ont présenté des différences contraires ; sur le chiffre de 190, il y avait 102 filles et 88 garçons. Ici, l'on peut supposer que le système nerveux des filles étant plus délicat et plus impressionnable que celui des garçons, les convulsions ont été plus fréquentes chez les premières que chez les enfants mâles ; mais, je le répète, ce n'est là qu'une supposition qui n'est pas confirmée par une observation rigoureuse.

Les pieds-bots accidentels existaient tous chez des hommes ; ils avaient été occasionnés par des maladies ou des blessures.

Le nombre de *pieds-bots congénitaux* doubles était de 75, et celui des pieds-bots simples de 137.

Les *pieds-bots secondaires* sont fréquemment doubles ; quelquefois le même individu porte un pied-bot interne et un pied-bot externe ; sur le nombre de 190, il y avait 89 pieds-bots doubles et 101 pieds-bots simples.

Je dois noter que, bien que le pied-bot congénital doive être considéré comme un simple *accident,* ne pouvant avoir aucune influence sur la conformation des enfants futurs, j'ai observé cependant deux cas où les mères ont eu consécutivement des enfants atteints de pieds-bots : la première habitait Sainte-Barbe ; le premier enfant avait deux pieds-bots internes et le second un seul ; la seconde mère était de Roussy-le-Village ; ses deux enfants, deux garçons très-forts et bien constitués d'ailleurs, avaient des pieds-bots doubles internes.

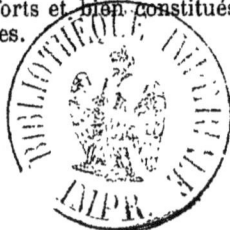

www.ingramcontent.com/pod-product-compliance
Lightning Source LLC
Chambersburg PA
CBHW050400210326
41520CB00020B/6391